Dʀ E. MAURIAC

LES VINS DE BORDEAUX

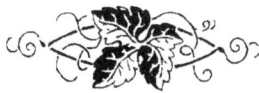

LEURS QUALITÉS

HYGIÉNIQUES et CURATIVES

BORDEAUX

FERET ET FILS, ÉDITEURS

15, Cours de l'Intendance

1907

Prix : 1 franc.

TABLE DES MATIÈRES

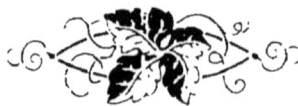

Les Vins

de Bordeaux

~~~~~~

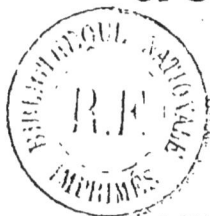

LEURS QUALITÉS

HYGIÉNIQUES ET CURATIVES

PAR

Le Docteur E. MAURIAC

Inspecteur général honoraire de la Salubrité,
Lauréat de l'Institut et de la Faculté de médecine de Paris,
Officier de la Légion d'honneur, de l'Instruction publique
et du Mérite agricole.

❧

BORDEAUX

FERET ET FILS, ÉDITEURS

15, Cours de l'Intendance.

—

1907

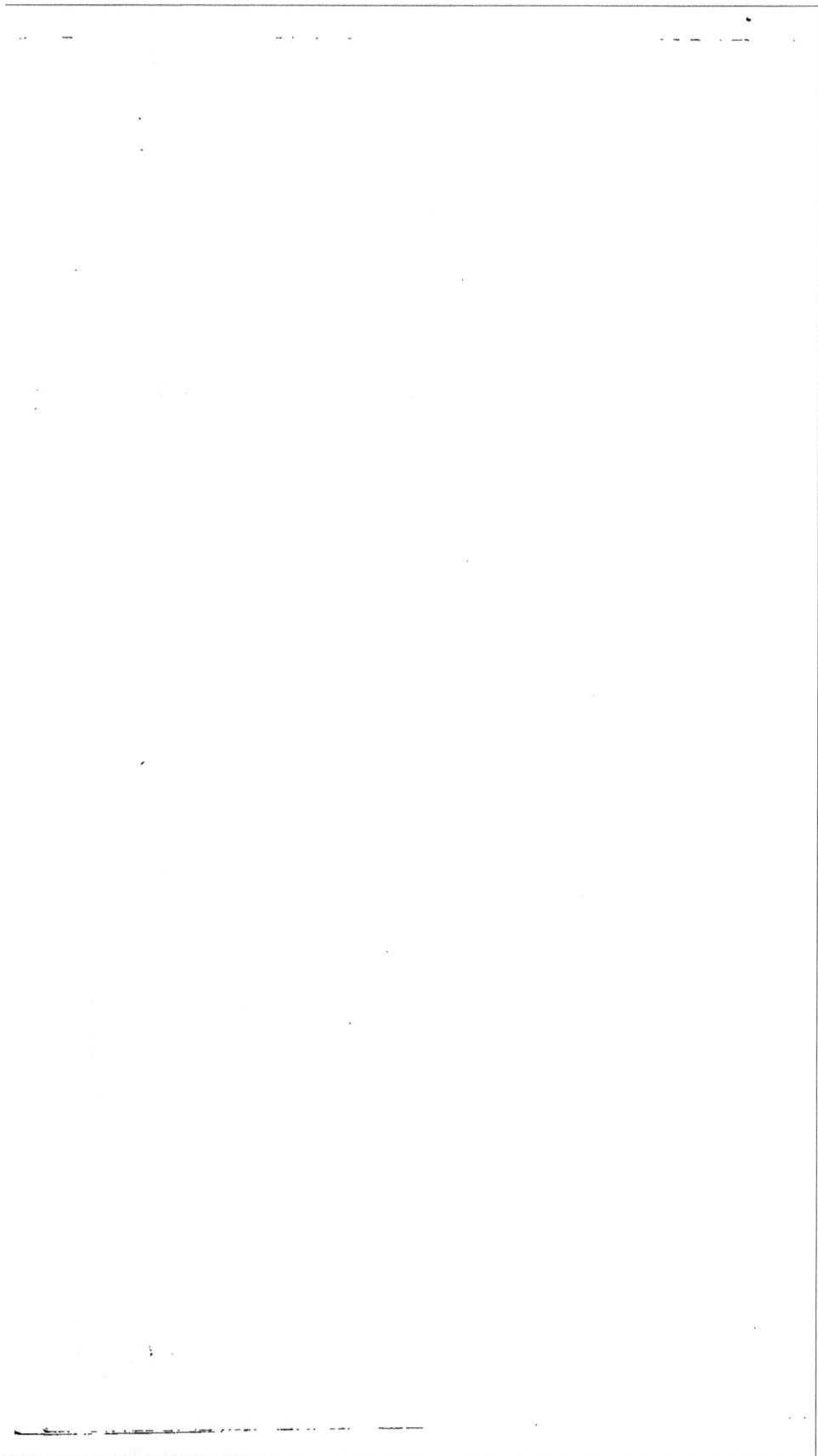

Les Vins

de Bordeaux

❧

Leurs qualités hygiéniques

et curatives

❧

I

La Composition chimique des Vins de Bordeaux

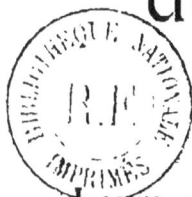

Pour bien apprécier les qualités hygiéniques et curatives du vin de Bordeaux, il est indispensable de connaître exactement les éléments dont il se compose.

Voyons donc quels sont ces éléments.

Le vin est le produit de la fermentation du jus de raisin. C'est un liquide fort complexe, une solution d'un grand nombre de substances végétales et minérales, en partie mélangées entre elles et en parties étroitement unies et réellement combinées.

Ses éléments constitutifs changent non seulement de proportion, mais quelquefois même de nature, suivant le climat, l'espèce de cépage, la nature chimique du sol, le mode de culture, la composition des engrais, le degré de maturité du raisin, l'état de sécheresse ou d'humidité de la fin de l'été surtout, la façon dont on dirige la fermentation, et, enfin, les divers soins que l'on donne au vin lorsqu'il est fait. De ces substances, les unes existent normalement dans le raisin, tandis que les autres sont le produit de la fermentation.

On peut diviser toutes ces substances en trois groupes : le premier comprend les *principes volatils,* c'est-à-dire les corps qui sont susceptibles de se volatiliser à la température de 100 degrés centigrades ; le second renferme des principes plus fixes, qui restent comme résidu et constituent, lorsqu'ils sont entièrement séparés des premiers, un mélange naturel que l'on désigne sous le nom d'*extrait sec ;* enfin, cet extrait lui-même, porté à la chaleur rouge, se dédouble à son tour en matières organiques qui sont détruites par le feu, et en matières minérales dont l'ensemble constitue les *cendres du vin,* ou troisième groupe (Carles).

Principes volatils.

Les principes volatils du vin sont : l'eau, l'alcool éthylique ou esprit-de-vin, les alcools amylique, butylique, les aldéhydes, les éthers acétique, caprique, caprylique, et, enfin, des parfums indéterminés et des huiles essentielles. C'est à l'ensemble de ces derniers groupes de corps que les vins doivent leur *bouquet.*

Eau. — La quantité d'eau contenue dans le vin varie de 800 à 950 grammes par litre. Elle est en raison inverse des proportions d'alcool et d'extrait qu'il contient.

Alcool éthylique. — La proportion d'alcool éthylique contenue dans les vins de Bordeaux est généralement de 9 à 12 %.

Le titre alcoolique des différentes espèces de vin de la Gironde varie, d'ailleurs, assez notablement suivant l'année de la récolte, suivant la nature des cépages et des terrains, suivant les procédés de vinification.

Les grands vins blancs du pays de Sauternes sont beaucoup plus alcooliques que les vins rouges des grands crus du Médoc. Il y a des années exceptionnelles où la proportion d'alcool atteint dans ces vins exquis jusqu'à 17 % et quelquefois plus.

Les grands vins rouges du Médoc dépassent rarement 12 degrés 50 et ont le plus habituellement de 10 à 11,50 % d'alcool.

Les bons vins de table girondins de consommation courante pèsent, en moyenne, de 9 à 10 degrés.

Autres alcools. — A côté de l'alcool éthylique, on trouve dans les vins des traces d'alcool amylique et butylique qui se développent normalement sous l'influence de la même fermentation, mais leur proportion est si faible qu'elle est négligeable au point de vue de leur action sur l'organisme.

Aldéhydes. — La quantité des aldéhydes, des éthers, des huiles essentielles et parfums indéterminés varie selon la nature et l'âge des vins, mais est toujours en proportions très minimes.

Éther acétique. — Rabuteau a signalé dans les vins blancs l'acétate d'éthyle ou éther acétique. La présence de cet éther dans le vin blanc explique pourquoi celui-ci porte plus à la tête que le vin rouge. L'éther acétique se forme seulement dans le vin blanc, parce que ce vin renfermant beaucoup moins de tanin que le vin rouge, l'oxygène peut plus facilement acétifier l'alcool.

Extrait sec.

Les principaux éléments de nature organique qui composent l'extrait sec sont : le sucre, le tanin, l'acide tartrique.

Sucre. — Il existe très peu de sucre dans les vins rouges (de 1 à 2 $^o/_{oo}$), parce que, quand ces vins sont bien faits, la fermentation doit transformer entièrement le sucre du moût en alcool et en acide carbonique. Il n'en est pas de même dans les vins blancs doux où l'on s'efforce, au contraire, par des procédés divers, d'arrêter la fermentation pour conserver une plus forte proportion de sucre.

Il y a, en Gironde, des vins blancs naturels fortement alcooliques qui en renferment 60 grammes pour 1,000.

Tanin. — Le tanin se trouve particulièrement dans les vins rouges, qui en contiennent jusqu'à 2 gr. 50 par litre. La moyenne du vin rouge en tanin, pour les crus du Bordelais, est de 2 gr. 14 par litre, d'après les analyses de Gayon, Blarez et

Dubourg. Les vins de Bourgogne en contiennent moins.

Les vins blancs ne sont pas entièrement dépourvus de tanin. Ceux de la Gironde en renferment en moyenne 64 centigrammes par litre.

Glycérine. — La quantité de glycérine contenue dans le vin est beaucoup plus forte que celle du tanin. Elle est de 6 gr. 97 à 7 gr. 80 par litre pour les vins de Bordeaux.

Ces vins laissant en moyenne de 18 à 23 grammes d'extrait sec, la glycérine forme donc plus du tiers de cet extrait.

Acide tartrique. — L'acide tartrique existe dans les vins soit à l'état de bitartrate de potasse, soit à l'état libre. D'après Berthelot, la plupart des vins ne contiennent que peu ou pas d'acide tartrique libre.

On rapporte ordinairement l'acidité totale des vins à l'acide tartrique ou à l'acide sulfurique.

Acidité des vins. — La réaction acide des vins oscille entre 3 et 4 gr. 1/2 pour les vins rouges de Bordeaux.

Les vins blancs sont généralement plus acides que les vins rouges. La moyenne de l'acidité des vins blancs de la Gironde est de 4 grammes ; quand un vin dépasse 5 grammes d'acidité, il est trop acide.

Matière colorante. — La matière colorante des vins est constituée par une substance jaune particulière, par une substance rouge appelée *œnoline,* et par une substance bleue appelée *œnocyanine.*

Nous ne dirons rien de la gomme, du mucilage, de la mannite, des matières grasses, azotées, etc., leur rôle étant tout à fait secondaire.

Principes mixtes.

Les principes de nature mixte contenus dans le vin sont des sels formés par un acide organique uni à une base minérale.

Les principaux sont : le bitartrate de potasse ou crème de tartre, le tartrate de chaux, le tartrate de fer.

Bitartrate de potasse. — La quantité de crème de tartre peut aller, dans les vins ordinaires, jusqu'à 3 grammes par litre, et même plus dans les vins nouveaux.

Tartrate de chaux. — Le tartrate de chaux existe en très faible quantité dans les vins de Bordeaux. Généralement, les vins chargés en tartrate de chaux sont des vins légers, auxquels l'excès de ce sel donne des propriétés légèrement laxatives.

Tartrate de fer. — Le tartrate de fer existe dans presque tous les vins, mais en proportions très variables. Les vins rouges du Bordelais sont ceux qui en contiennent le plus (de 7 à 15 milligrammes par litre). On en a trouvé jusqu'à 17 milligrammes dans certains vins du Médoc, particulièrement dans ceux de la région de Pauillac.

Beaucoup d'eaux minérales ferrugineuses faibles ne contiennent pas une aussi forte proportion de fer. Au surplus, dans les vins des autres contrées, le fer, d'après Carles, présente moins de stabilité et passe dans les lies plus vite que dans ceux de la Gironde.

Les vins blancs de Bordeaux renferment aussi du fer, mais en proportion moindre que les vins rouges. La dose moyenne est de 6 milligrammes par litre.

Sels minéraux.

Les sels minéraux proprement dits qu'on trouve dans le vin à l'état normal sont : le phosphate de chaux, le chlorure de sodium, le sulfate de potasse.

Phosphate de chaux. — Le phosphate de chaux uni au phosphate de magnésie existe dans le vin comme dans toutes les substances animales ou végétales dont nous nous nourrissons. Quoique insoluble dans l'eau et l'alcool, il est maintenu en dissolution dans le vin par l'intermédiaire des acides qu'il contient. Ses proportions varient entre 50 centigrammes et 1 gramme par litre.

Chlorure de sodium. — Le chlorure de sodium (sel marin, sel de cuisine) existe aussi normalement dans tous les vins, mais en proportion variable, selon la nature du terrain. Sa dose moyenne est de 30 centigrammes à 1 gramme par litre.

Sulfate de potasse. — Le sulfate de potasse existe normalement en petite quantité dans la plupart des vins. Cette quantité peut aller exceptionnellement jusqu'à 2 grammes par litre.

Les vins rouges de la Gironde contiennent généralement peu de sulfate de potasse. M. Martin-Barbet, qui a titré ce sel dans un très grand nombre d'échantillons authentiques de vins de Bordeaux,

n'y a trouvé que très rarement de 40 à 60 centigrammes par litre.

La Richesse des vins de Bordeaux
en acide phosphorique et en potasse.

M. Degrully (de Montpellier), s'appuyant sur de
nombreuses analyses de vins français faites par
M. Müntz, a démontré que les vins se classent
suivant leur richesse en acide phosphorique et en
potasse : les vins de qualité supérieure contenant
toujours les plus fortes doses de ces éléments.

Potasse. — Des analyses de M. Müntz, il résulte
que les grands vins du Médoc et de Saint-Émilion
sont de tous les vins les plus riches en potasse. Ils
en contiennent en moyenne 1 gr. 738 par litre.

Acide phosphorique. — Pour la contenance en
acide phosphorique, elle est, dans les vins de Bordeaux, de 346 milligrammes.

Les chiffres ci-dessus sont des moyennes prises
sur un grand nombre d'analyses ; mais il est à notre
connaissance qu'il existe en Gironde des vins qui
dépassent de beaucoup la moyenne indiquée par
M. Müntz. Nous savons, par exemple, qu'on a
trouvé dans un vin du château Latour, 1er grand
cru de Pauillac, 1 gr. 868 milligrammes de potasse
et 540 milligrammes d'acide phosphorique.

Nous en avons dit assez sur la composition chimique des vins de Bordeaux, et nous pouvons
maintenant, en nous appuyant sur ces données,
aborder l'étude de leurs propriétés hygiéniques et
curatives.

II

Les Qualités hygiéniques du Vin

Le vin naturel, le bon vin rouge surtout, joue un rôle très important dans l'alimentation, quels que soient les raisonnements théoriques ou les expériences de laboratoire qu'on puisse invoquer à l'encontre de cette opinion. La constatation des faits entraîne mieux la conviction en pareille maque les réactions artificielles des cornues.

Le savant chimiste Liebig rapporte qu'à l'époque de l'établissement des Sociétés de tempérance en Angleterre et en Allemagne, beaucoup de personnes ayant remplacé par de l'argent le vin qu'elles donnaient auparavant à leurs domestiques, remarquèrent que la consommation en pain et autres aliments augmentait d'une façon notable, de telle sorte qu'en réalité, le vin était payé deux fois : en argent d'abord et en supplément d'aliments ensuite.

Les faits de cette nature ont été trop fréquemment observés pour qu'il soit possible de les contester.

Les personnes qui boivent des quantités exagérées de vin rouge mangent en général très modérément; tandis que celles qui ne boivent que de l'eau ou de très petites quantités de vin, mangent, au contraire, beaucoup.

Il y a comme une sorte de balancement, de compensation, entre la quantité de vin rouge et la quantité d'aliments solides qu'on ingère chaque jour; et cela est surtout vrai pour les travailleurs manuels.

Le bon vin rouge est aussi utile aux travailleurs que les aliments carnés. Quand ils ne peuvent pas en boire, il leur semble que quelque chose leur manque. Ils n'ont pas le même entrain, la même vigueur, la même résistance à la fatigue.

Allez demander leur avis à ce sujet, à nos braves petits troupiers, à nos vaillants marins, et vous verrez ce qu'ils vous répondront.

Tenez pour certain qu'ils ne partagent pas l'opinion de ce général, commandant la 42ᵉ division d'infanterie à Verdun, qui, tout récemment, a eu l'idée saugrenue de proscrire l'usage du vin dans les coopératives militaires, sous prétexte que *le vin n'est pas une boisson hygiénique !*

Oui, vous avez bien lu. Ce général, de sa propre autorité, a classé le vin parmi les produits nuisibles à la santé. C'est à ne pas y croire ! Mais c'est comme cela.

Fort heureusement, l'honorable sénateur, M. Jean Dupuy, président de la *Société des Viticulteurs de France*, est intervenu auprès du Gouvernement et a protesté énergiquement contre les fantaisies prohibitives de ce guerrier œnophobe.

Espérons que le Ministre de la guerre saura faire entendre à son subordonné que s'il a la faculté de se gorger d'eau et de limonade et même d'en gorger sa famille, il n'a pas le droit d'interdire l'usage du vin aux soldats placés sous ses ordres.

Loin de leur défendre l'usage de cette *boisson hygiénique par excellence*, — ne vous en déplaise, général, ce sont des savants plus compétents que vous en la matière, qui lui ont donné cette qualification, — il serait, au contraire, très désirable qu'on pût allouer à chaque homme un quart de litre de bon vin rouge à tous les repas.

Et il faudra bien en venir là, un jour que nous souhaitons très prochain.

Ne craignons pas de le proclamer : le vin rouge est nécessaire au soldat qui trime et qui fait de longues marches, sous le soleil et dans la poussière, sous la pluie et dans la boue !

La Dose quotidienne individuelle.

Un point délicat à fixer est la limite précise séparant l'usage de l'abus. Cette limite est variable suivant les individus et aussi suivant la nature des vins et leur degré alcoolique. A cet égard, il faut prendre en considération l'âge, le sexe, la constitution, le tempérament, le milieu, la profession, l'état de santé ou de maladie.

Un homme adulte, de constitution moyenne, travaillant de force, comme ouvrier des champs ou des ateliers, peut boire impunément chaque jour deux bouteilles de vin rouge girondin. Il en est qui vont jusqu'à deux litres et même plus, sans que cette quantité leur soit nuisible en rien. Pour pouvoir absorber, sans inconvénient pour la santé, cette moyenne quotidienne, il ne faut pas boire, entre les repas ou après les repas, d'autres liquides alcooliques.

Nombreux sont, dans la Gironde, les vieux travailleurs ruraux, frisant ou ayant dépassé la soixantaine, qui absorbent régulièrement, depuis l'âge de vingt ans, leurs deux bouteilles de vin pur par jour et qui ne présentent aucun des stigmates de l'éthylisme.

L'homme à profession sédentaire ou ne travaillant pas de force peut se contenter avec la moitié de cette dose. Une bouteille de 75 centilitres de vin pur par jour lui suffit généralement.

La femme qui travaille aux champs ou dans les usines peut boire, avec avantage pour sa santé, une bouteille de vin rouge naturel par jour, tandis qu'une demi-bouteille suffit à celle qui est sédentaire.

Ces mêmes doses conviennent aux vieillards, suivant qu'ils travaillent ou qu'ils restent inactifs.

Quant aux enfants, il ne faut pas leur donner de vin avant l'âge de trois ans. C'est le lait de la nourrice d'abord et le bon lait de vache ensuite, qui doivent exclusivement leur servir de boisson pendant les trois premières années. On peut commencer ensuite à leur donner du vin rouge aux repas, en petite quantité et coupé avec de l'eau.

III

La Cure des maladies par le vin de Bordeaux

On croit avoir tout dit quand on a écrit dans un traité de thérapeutique : « Les indications du vin sont celles de l'alcool », comme si le vin ne contenait pas d'autres éléments. Or, il y a dans ce liquide, ainsi que nous venons de le voir, une merveilleuse complexité de substances mélangées ou étroitement unies, dont la plupart sont utilisées par les médecins comme médicaments. De ce nombre, sont le fer, le tanin, la glycérine, la chaux, la potasse, le phosphore, le tartre, sans parler des acides et des éthers.

Les propriétés thérapeutiques des différentes espèces de vin découlent beaucoup plus de la plus ou moins grande proportion de ces éléments que de celle de l'alcool qu'ils renferment.

Nous ne nous attarderons pas à décrire ici l'action physiologique de ces substances que tous les médecins connaissent. Nous dirons seulement que l'état dans lequel elles existent dans le vin les rend beaucoup plus facilement assimilables que dans les préparations pharmaceutiques, et que leur union intime avec d'autres substances renforce pour ainsi dire leur puissance d'action.

Il se passe pour le vin quelque chose d'analogue à ce que l'on constate, sans pouvoir l'expliquer, pour certaines eaux minérales naturelles, également de composition très complexe, mais faiblement minéralisées, et qui cependant produisent des effets curatifs merveilleux, que des doses pharmaceutiques dix et vingt fois plus fortes sont impuissantes à produire.

Oui, le vin de Bordeaux est un admirable médicament, et l'on peut dire avec juste raison que, de même qu'il y a une hydrothérapie ou traitement des maladies par l'eau, il existe une *vinothérapie,* ou traitement des maladies par le vin.

IV

Dans quels cas le Médecin doit-il conseiller l'usage des Vins de Bordeaux ?

❧

a) LES VINS ROUGES

A notre avis, les vins rouges doivent toujours occuper le premier rang, non seulement au point de vue alimentaire, mais aussi au point de vue curatif.

Les bons vins rouges de Bordeaux doivent à leur proportion modérée d'alcool, à leur faible acidité, à leur richesse en fer, en potasse et en acide phosphorique, d'être puissamment toniques et reconstituants, sans être excitants ni fatigants pour l'estomac.

Au surplus, le vin rouge active la digestion à l'état physiologique, et on peut dire qu'il est dans toute la force du terme un agent eupeptique. Il donne aux populations qui en font un usage régulier une vigueur particulière. Tous ceux qui ont assisté aux opérations des Conseils de révision dans nos contrées vinicoles ont pu constater ce fait.

Le vin rouge est une boisson des plus utiles, exerçant une action heureuse sur la digestion, sur le système nerveux, sur la nutrition ; une boisson véritablement hygiénique. Ce n'est pas seulement là notre opinion personnelle que nous exprimons. D'autres, et de plus autorisés que nous, ont soutenu cette manière de voir.

Dans son *Hygiène des malades et des convalescents*, le professeur Fonsagrives (de Montpellier) a écrit : « Le Bordeaux est le plus utile de tous les vins, celui qui, à la rigueur, peut remplacer tous les autres et que nul ne pourrait suppléer. Il est le vin par excellence des valétudinaires qui ont besoin d'être tonifiés. »

« Parmi tous les vins, dit le professeur Arnozan, le vin rouge de Bordeaux est certainement celui qui réunit au plus haut degré toutes les propriétés requises. Moins diurétique que les vins blancs secs, moins capiteux que les vins blancs liquoreux, trop chargés de principes enivrants, moins excitant que les Bourgognes, plus corsé que la plupart des vins du Midi, il est plus capable que tout autre de constituer une boisson dont l'usage quotidien non seulement ne fatigue pas, mais même contribue à l'heureux développement de l'individu et de la race.

» Au point de vue thérapeutique, dans certaines bronchites d'origine infectieuse, d'origine grippale en particulier, le vin rouge est un reconstituant de premier ordre qui, en ramenant la force, contribue à faire cesser la toux ; chez les très jeunes enfants que des broncho-pneumonies graves ont amenés à une adynamie menaçante, le vin produit quelquefois de véritables résurrections. Si, au début des fièvres, le vin est un excitant à éviter, on sait que lorsque la fièvre persiste et devient dangereuse par la faiblesse, par l'usure organique qu'elle détermine, le meilleur remède c'est encore le vin.

» Dans le délire, soit qu'il provienne d'une intoxication antérieure, soit de causes diverses (infections, anémie cérébrale, etc.), les circonstances où le vin est nécessaire sont des plus nombreuses ; et

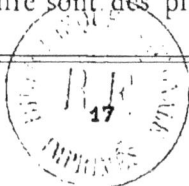

sans prétendre l'appliquer à tous les cas, ce qui serait un paradoxe dangereux, on peut dire que bien des délires cèdent plus facilement à l'usage qu'à l'abstinence du vin.

» Quant aux maladies de l'estomac, qu'un vin rouge trop acide et trop riche en tanin soit à éviter chez les personnes dont le suc gastrique est trop riche en acide chlorhydrique, c'est parfaitement juste, car il ne peut qu'exagérer l'acidité du contenu stomacal, provoquer des aigreurs, accentuer la difficulté de la digestion ; dans ces cas, le vin blanc léger et de faible acidité est préférable.

» En est-il de même chez les individus dont le suc gastrique appauvri ne contient plus assez d'acide chlorhydrique, chez ces personnes anémiées dont la digestion languit comme les autres fonctions et qui semblent mal digérer parce qu'elles n'ont plus ni la force ni les substances nécessaires pour élaborer de bons sucs digestifs ? On ne saurait l'admettre, et rien, au contraire, n'est plus capable de remonter l'organisme et de redonner à l'estomac sa fonction peptique que l'usage régulier du bon vin rouge de Bordeaux.

» Aussi est-ce dans les convalescences des maladies aiguës ou dans les états cachectiques que ce vin opère de véritables merveilles. Toutes les fois que l'organisme, soit d'une façon passagère et accidentelle, soit d'une façon permanente, présente ce dépérissement que Bouchardat a si bien dénommé la misère physiologique, le vin de Bordeaux est véritablement le remède héroïque. Il est plus efficace et plus agréable que tous les toniques médicamenteux, si précieux pourtant ; mais ni fer, ni quinquina, ni arsenic, ni kola, ni noix vomique, ni phosphates ne peuvent, comme lui, restaurer une nutrition ébranlée et ranimer des forces défaillantes. A la fois boisson, aliment et remède, le vin constitue alors la médication de choix. Aussi voit-on les malades, que leur instinct sert si bien quelquefois, avoir pour le vin une passion passagère, mais tout à fait vive.

» Le typhique qui reprend peu à peu possession de lui-même, le paludéen qui vient d'échapper à l'infection malarienne, le diphtérique récemment sauvé, le scarlatineux et le varioleux affaiblis par leur fièvre éruptive, croient sentir — et ils ont raison — la force leur revenir à mesure qu'ils ingèrent le précieux nectar; et le pellagreux trouve par lui la guérison, même sans se soustraire aux causes toxiques et hygiéniques qui ont provoqué sa bizarre mais inexorable maladie.

» Dr ARNOZAN, médecin des hôpitaux et professeur
à la Faculté de médecine de Bordeaux. »

Anémie. Chlorose. Neurasthénie. Syphilis. — Les vieux vins rouges du Médoc, de Saint-Emilion et des Graves, riches en fer, en acide phosphorique et en potasse, conviennent tout particulièrement aux anémiques, aux chlorotiques, aux neurasthéniques. Je ne manque jamais d'en conseiller l'usage à mes malades atteints de syphilis, pour combattre la déglobulisation du sang qui accompagne toujours cette maladie.

Tuberculose. — Par la bonne proportion de tanin qu'ils contiennent, ils sont aussi très utiles aux tuberculeux, quoi qu'en dise la *Ligue contre la tuberculose.*

Cette Ligue poursuit un but très louable, mais la terreur que lui inspire le danger exagéré de l'alcool, sous toutes ses formes et à n'importe quelle dose, lui a fait préconiser une mesure regrettable.

Elle a commis la lourde faute d'inscrire le vin au nombre des boissons défendues aux tuberculeux.

Nous avons relevé la mention de cette incroyable proscription du vin dans un prospectus intitulé : *Propagande contre la tuberculose*, prospectus qui a été répandu à profusion à Paris, pendant l'Exposition internationale de 1900.

Une pareille défense de boire du vin, faite à des malades qui en ont le plus grand besoin, est une véritable hérésie thérapeutique.

Loin d'être nuisibles aux tuberculeux, les bons vins vieux rouges de Bordeaux leur apportent, au contraire, un sérieux élément de guérison.

En défendant le vin d'une manière générale à ces pauvres malades, miséreux physiologiques en état de moindre résistance, la *Ligue contre la tuberculose* va à l'encontre du but qu'elle poursuit.

Dans nos régions vinicoles, nombreux sont les médecins qui ordonnent le vieux vin rouge à leurs poitrinaires, à titre de médication par le tanin, et les résultats obtenus sont excellents.

« Peu de médicaments ont, dans la tuberculose, autant d'efficacité que le tanin contre la fièvre, les nausées, la diarrhée, l'expectoration abondante, les hémoptysies. Le tanin agit, en outre, contre l'infection tuberculeuse et contre la tendance au ramollissement ou à l'extension des lésions locales. Il donne parfois, même dans les formes les plus mauvaises, des résultats inespérés. »

Ainsi s'exprime le Dr Plicque qui est mieux placé

que personne pour émettre une opinion convaincante sur la valeur du tanin dans la tuberculose : il est, depuis plusieurs années, médecin en chef du Sanatorium antituberculeux d'Angicourt (Oise), et il a pu ainsi expérimenter ce médicament sur une vaste échelle.

Le difficile, c'est de pouvoir administrer le tanin aux tuberculeux pendant un temps suffisamment long pour qu'il produise tous ses effets. Les préparations pharmaceutiques dans lesquelles on l'incorpore ont une saveur désagréable et provoquent souvent le pyrosis, ce qui fait que les malades s'en dégoûtent assez vite.

La meilleure manière de faire accepter le tanin par les estomacs les plus délicats est de le donner au repas sous forme de vieux vin rouge de Bordeaux. La dose thérapeutique habituelle du tanin est de 50 centigrammes à 2 grammes par jour. Or, le vin de Bordeaux en contient, en moyenne, 2 gr. 15 par litre.

N'est-ce pas là la préparation naturelle la plus parfaite pour administrer le tanin ?

Un malade qui boit à ses repas, dans les vingt-quatre heures, une bouteille de 75 centilitres de vrai vin de Bordeaux — ce qui n'est pas une ration excessive — absorbe donc la dose thérapeutique de tanin qui lui est nécessaire, et il l'absorbe dans des conditions d'agrément, de tolérance et d'assimilation que sont incapables de réaliser les préparations pharmaceutiques les mieux combinées.

Si le tanin est un des meilleurs remèdes de la tuberculose, et si la meilleure manière d'administrer ce médicament est de le donner sous forme de vin rouge riche en tanin, comme l'est le vin de Bordeaux, pourquoi proscrire du régime alimentaire des poitrinaires les vins qui contiennent naturellement ce médicament à la dose thérapeutique voulue ?

Ceux qui défendent l'usage de ces vins aux tuberculeux, les privent d'un des moyens adjuvants de guérison les plus simples et les meilleurs.

On ne saurait trop protester contre cet absurde ostracisme.

Laissons donc les ligueurs antituberculeux à leur *alcoolophobie*, et prescrivons en toute confiance aux malheureux phtisiques les bons vins vieux rouges du Médoc, de Saint-Emilion et des Graves. Nous contribuerons ainsi à leur guérison d'une manière beaucoup plus effective que ceux qui leur conseillent de ne boire que de l'eau.

Dyspepsie des liquides. — Le Dr Plicque a aussi étudié l'action du vin dans certaines maladies de l'estomac. Dans un article publié en 1899 *(Presse médicale)* sous le titre : « La dyspepsie des liquides et le vin dans les dyspepsies », il a rappelé l'opinion d'un vieux maître qui eut, dans la première moitié de ce siècle, une grande réputation bien méritée de guérisseur, de Chomel, le successeur de Laënnec dans la chaire de clinique médicale de la Charité. Chomel insistait beaucoup sur l'utilité du vin comme eupeptique. Il le prescrivait volontiers, à doses fractionnées, dans la dyspepsie des liquides, et il s'en trouvait très bien.

Dilatation de l'estomac. — Le distingué praticien d'Angicourt partage l'opinion de Chomel : « Si vous avez, dit-il, dans votre clientèle, un neurasthénique souffrant de l'estomac, offrant des symptômes de dilatation, essayez la pratique de

Chomel. La qualité du vin offre ici une importance capitale. Il ne peut s'agir, bien entendu, que de l'emploi d'un vin rouge naturel, aussi vieux que possible, et d'un bon cru. Mais ces conditions remplies, ce traitement par le régime du vin pur à faibles doses donnera souvent des résultats extraordinaires. Dans cette intolérance de l'estomac pour les liquides, le vin reste de beaucoup la boisson la mieux acceptée. Il offre un autre avantage. De toutes les boissons, c'est assurément celle qui permet le plus facilement au malade de se restreindre comme quantité sans trop souffrir de la soif. »

On voit par ce qui précède le cas qu'il faut faire de l'opinion des médecins qui condamnent systématiquement le vin rouge dans toutes les maladies de l'estomac indistinctement.

Diabète. — Les vins vieux du Médoc sont très utiles chez les diabétiques, dont ils soutiennent les forces. Düring, dans sa *Cure antidiabétique*, très suivie en Allemagne, préconise le vin rouge à dose modérée.

Si les médecins ne sont pas d'accord pour permettre l'eau-de-vie aux diabétiques (Cantani dit *oui*, Bouchard dit *non*), ils s'accordent généralement pour leur prescrire l'usage du vin.

Goutte et Rhumatisme. — Pour les goutteux, la chose n'est plus sujette à contestation : ni le vin, ni l'alcool ne provoquent la goutte.

Les goutteux sont très nombreux dans les pays où on ne consomme que très peu de vin, tandis qu'ils sont rares dans les pays où l'on consomme à peu près exclusivement cette boisson.

Ce qui détermine la diathèse urique, c'est avant tout, l'excès de l'alimentation carnée et le défaut d'exercice. Les Chartreux, qui ne mangent jamais de viande de boucherie, mais qui boivent régulièrement trois quarts de litre de vin rouge par jour, n'ont jamais la goutte ni aucune affection rhumatismale.

Les goutteux et les rhumatisants peuvent donc, contrairement à l'opinion en cours, boire sans crainte de bons vins rouges de Bordeaux, mais ils devront toujours faire prédominer dans leur alimentation les aliments végétaux, qui constituent le régime alcalin, par opposition au régime acide des aliments carnés.

Cancer. — En ce qui concerne les cancéreux, il résulte des recherches de Freund et de Bencke que le sang de ces malades renferme un excès de sucre et de glycogène, et qu'en conséquence il faut supprimer dans leur régime les éléments sucrés et saccharigènes.

Les cancéreux devront donc s'abstenir de vins blancs doux, mais ils pourront user des vins rouges, et tout particulièrement des vins vieux du Médoc.

Albuminurie. — Dans le régime des albuminuriques, le professeur Senator (de Berlin) autorise le vin rouge, à la condition qu'il soit coupé avec des eaux alcalines *(Perles de Vals, Vichy-Célestins)*.

Le professeur Lépine (de Lyon) n'est pas partisan, chez les brightiques, du régime lacté exclusif, que les malades finissent par refuser. C'est surtout, dit-il, l'alimentation fortement animalisée qui est la plus défavorable pour les albuminuriques.

Les albuminuriques qui ne supportent pas le régime lacté exclusif peuvent boire du vin rouge, mais en quantité modérée, et toujours étendu d'eau; il faut choisir pour eux des vins à faible acidité et peu alcoolisés.

Passons maintenant aux indications du vin blanc.

b) LES VINS BLANCS

Il existe, en Gironde, deux types de vins blancs bien tranchés : le type *vin blanc sec* et le type *vin blanc liquoreux*. Les vins blancs des grands crus de Sauternes sont tous de ce dernier type.

Les vins blancs renferment, nous l'avons déjà dit, beaucoup moins de tanin que les vins rouges ; ils ont aussi moins de tartrates. Par contre, ils possèdent plus d'éthers, et spécialement de l'éther acétique. Ils sont pour cette raison plus excitants, plus enivrants que les vins rouges, à égale proportion d'alcool.

Ils ont une action diurétique très manifeste, dont la raison est encore à trouver. Leur composition saline n'explique pas, en effet, cette action diurétique, qui est sans doute due aux éthers ou aux substances volatiles indéterminées que le vin blanc contient.

Les vins blancs secs, coupés avec une eau minérale alcaline, comme les Perles de Vals, par exemple, conviennent dans les maladies de l'estomac caractérisées par de l'hyperchloridie avec dyspepsie, pyrosis et douleurs gastralgiques.

Ils sont également indiqués chez les obèses et chez les malades atteints d'affection du foie ou des voies biliaires, mais toujours en les mélangeant avec une eau minérale alcaline.

Par leurs propriétés diurétiques, ils peuvent être utilisés avec avantage dans toutes les maladies où la diurèse intervient comme élément de guérison.

Les grands vins blancs de Sauternes, à titrage alcoolique relativement élevé, sont à la fois toniques et excitants. Ils conviennent, à petites doses, dans les convalescences des maladies graves ou quand il s'agit de donner un coup de fouet à un organisme exténué à la suite d'une forte fièvre, d'une grande hémorragie ou simplement d'une grande fatigue.

Ils sont parfaits comme vins de dessert, et bus à la dose de un ou deux verres à madère à la fin du repas, ils activent la digestion et font pénétrer dans l'âme un rayon de gaieté.

V

Les Propriétés antimicrobiennes du vin

L'action antiseptique du vin, dont les médecins ont su, pendant des siècles, tirer empiriquement profit, a été scientifiquement démontrée dans ces dernières années.

Des expériences de Pick, de l'Institut d'hygiène de Vienne, confirmées par celles de Gruber et Baber, de l'Office sanitaire de Berlin, il résulte que le vin pur tue intégralement les vibrions cholériques en cinq minutes, et qu'une eau chargée de ces vibrions cholériques peut être bue impunément si elle est restée cinq minutes mélangée d'un tiers de vin.

Ce n'est point à l'alcool, mais aux acides, que le vin doit ce pouvoir bactéricide. On peut en séparer l'alcool par distillation; la liqueur ramenée à son volume primitif par addition d'eau, reste tout aussi antiseptique. En revanche, il faut aux eaux-de-vie 45 % d'alcool pour anéantir le bacille du choléra en cinq minutes.

Pick a démontré, en outre, qu'une solution saturée d'acide tartrique, en contenant 0,56 % à 20°, mélangée à la dose de 20 centimètres cubes à 1 centimètre cube de dilution de choléra, détruit les vibrions cholériques en moins de dix minutes. Le vin renfermant encore d'autres acides est naturellement plus actif.

A l'égard du bacille typhique, l'action parasiticide du vin n'est pas moins réelle, mais à un degré moindre. Il faut généralement quinze minutes à un vin pur pour tuer le microbe typhique. Il y a des vins qui le tuent en cinq à dix minutes, mais ils sont rares. Etendu de son volume d'eau, aucun vin ne conserve assez d'activité dans ce sens pour que l'on puisse compter sur la mort du bacille en moins d'une demi-heure.

Ces expériences sont très intéressantes, et il serait à désirer qu'on les continuât sur tous les autres microbes pathogènes.

En tout cas, on peut d'ores et déjà en conclure qu'en buvant exclusivement du vin pur en temps d'épidémie de choléra ou de fièvre typhoïde, on a de grandes chances d'éviter ces maladies qui se propagent le plus souvent, on le sait, par l'usage de l'eau.

Deux bactériologistes bordelais, MM. les docteurs Sabrazès, professeur agrégé à la Faculté de Médecine, et Mercadier, se sont livrés récemment à des expériences analogues sur différents vins, en ce qui concerne leur action sur le bacille de la fièvre typhoïde, et ont confirmé pleinement les résultats obtenus et publiés, depuis quelques années déjà, par les savants expérimentateurs allemands dont nous parlons plus haut.

Les vins blancs, généralement plus acides que les vins rouges, ont une action bactéricide plus rapide.

VI

Dans quels cas le médecin doit-il déconseiller le vin ?

Après avoir exposé les principales indications du vin de Bordeaux au point de vue curatif, il nous reste à dire un mot de ses contre-indications.

Le vin, d'une manière générale, est contre-indiqué dans certaines maladies de l'estomac où la muqueuse est hyperesthésiée, où le contact de tout liquide excitant détermine des douleurs, et il en est de même dans les cas de cancer ou d'ulcère de cet organe.

Il est généralement contre-indiqué dans les maladies graves des reins, dans les néphrites aiguës surtout, l'élimination de l'alcool ne pouvant qu'irriter les glomérules et les tubuli déjà malades. Dans ces cas, la diète lactée exclusive s'impose, mais encore faut-il qu'elle soit acceptée.

Les vins blancs sont généralement contre-indiqués dans la plupart des maladies du système nerveux, ainsi que dans les maladies du cœur et de l'aorte.

Ajoutons que, d'une manière générale, le vin blanc est loin de valoir le vin rouge comme vin de consommation courante.

Les femmes et les enfants ne doivent en boire qu'exceptionnellement et en petite quantité.

L'homme adulte ne doit pas faire du vin blanc sa boisson habituelle. Il ne doit jamais en boire le matin à jeun, comme c'est malheureusement l'usage dans beaucoup de contrées.

Tous les vins à forte proportion d'alcool sont contre-indiqués chez les pléthoriques.

Les vins, blancs ou rouges, sont contre-indiqués dans les urétrites et les cystites aiguës, mais on peut les boire sans inconvénient en les coupant avec de l'eau pure ou, mieux, avec des eaux minérales alcalines, telles que Vichy-Célestins ou les Perles de Vals.

Ils sont également contre-indiqués dans certaines maladies prurigineuses chroniques de la peau, que guérit seul le régime lacté exclusif.

Il est possible qu'il y ait encore d'autres contre-indications du vin, mais nous croyons avoir énuméré les principales. En somme, elles sont peu nombreuses par rapport à ses indications.

VII

CONCLUSION

Nous n'avons pas la prétention d'avoir épuisé le sujet dans ce court exposé.

Nous nous estimerons heureux si la lecture de ce petit travail peut enfin dessiller les yeux des trop nombreux médecins qui condamnent le vin, parce qu'ils n'en ont pas fait une étude suffisante, ou parce qu'ils n'ont bu ou vu boire autour d'eux que des vins de mauvaise qualité.

Et nous terminons en recommandant à leurs méditations cet aphorisme d'Hippocrate, aussi vrai aujourd'hui qu'il y a deux mille trois cents ans :

« Le vin, a écrit le père de la médecine, — et l'expérience des siècles ne l'a pas démenti, — le vin est une chose merveilleusement appropriée à l'homme, si, *en santé comme en maladie,* on l'administre avec à-propos et juste mesure, suivant la constitution individuelle. »

APPENDICE

Quelques autres opinions médicales sur le Vin.

Je ne veux pas laisser le lecteur sous l'impression exclusive de la lecture de mon opuscule.

Je l'ai écrit avec la plus entière sincérité, avec la plus complète bonne foi, avec l'expérience que me donnent et ma longue pratique médicale et mes études spéciales sur le vin.

Mais je ne veux pas qu'on puisse croire que je ne prends avec tant d'ardeur et de conviction la défense du vin, que parce que je suis un médecin bordelais et aussi un médecin quelque peu viticulteur, comme le sont, d'ailleurs, la plupart de mes confrères girondins.

Il faut qu'on sache que de nombreux médecins, que des savants de premier ordre, qui n'habitent pas des contrées vinicoles, qui ne sont pas propriétaires de vignobles, rendent, eux aussi, pleine et entière justice au vin.

On verra, par la lecture des quelques extraits suivants, empruntés à différents recueils et revues, que les médecins les plus éminents de France conseillent le bon vin et protestent énergiquement contre la néfaste propagande abstentionniste des antialcooliques sectaires et intransigeants.

Nous les publions, sans commentaires, dans l'ordre où nous les avons relevés.

Personne, en France, n'ignore *l'action tonique, cordiale*, d'un vin de Bordeaux naturel.

Professeur RICHE,
Membre de l'Académie de Médecine.

L'utilité des substances albuminoïdes, des acides et des sels organiques du vin, est incontestable.

Professeur BROUARDEL,
Membre de l'Institut et de l'Académie de Médecine.

Le vin du Médoc, pris modérément et assidûment, peut rendre de très grands services en agissant soit par la stimulation de son alcool, soit par l'astringence de son tanin et surtout par l'action réparatrice de son tartrate de fer.

Dr LEGENDRE,
Médecin des Hôpitaux de Paris.

La complexité des matériaux organiques qui entrent dans la composition du vin et qui, à certains égards, se rapprochent de l'organisme humain, rend bien compte de l'action restaurante du vin chez les individus épuisés par la vieillesse, par la maladie ou par suite d'une alimentation insuffisante.

Professeur BOUCHARDAT.
(Faculté de Médecine de Paris.)

Le vin est la boisson la plus franchement fortifiante.

Professeur LAYET.

Il y a dans le vin une complexité merveilleuse de substances utiles, bien équilibrées, que rien ne peut remplacer.

Professeur ARNOULD.

(Faculté de Médecine de Lille.)

L'usage « modéré » du vin naturel est, à mon avis, favorable à la santé. Oui, très certainement. J'ajoute que le régime sec, né de la crainte de la dilatation d'estomac (maladie rare dont on a tant abusé), a fait bien des victimes, a créé bien souvent des affections rénales et la gravelle.

... La crainte d'un mal vous fait tomber dans un pire.

Dr HUCHARD,
Médecin de l'Hôpital Necker,
Membre de l'Académie de Médecine.

Riche en tanin et en éléments « minéraux », en principes « aromatiques » et en alcool « à l'état naissant », le vin est la boisson « hygiénique par excellence ». C'est dans le « bouquet » du vin que réside le principe excito-moteur de l'estomac. Aussi les fines essences de nos cépages français reparaîtront sur nos tables lorsque la mode (épidémie en médecine comme en chapeaux) aura mis fin à un accès injustifiable de « snobisme » pseudo-hygiénique. Pour ce qui est des vins « ordinaires » (vins de table), depuis que je pratique les maladies de l'estomac, c'est-à-dire bientôt un quart de siècle, je ne cesse de répéter aux malades : Vin blanc ou rouge, si vous l'étendez suffisamment d'eau, vous n'en retirerez que de bons effets, à condition que le vin soit naturel et de bonne qualité.

Dr E. MONIN,
Médecin spécialiste à Paris.

Usez, n'abusez pas. Conservez en tout la juste mesure, et le bon vin français restera ce qu'il a toujours été : un aliment de premier ordre, et, dans certains cas, un médicament précieux.

Dr LEREBOULLET,
Membre de l'Académie de Médecine.

Au point de vue national, il y aurait grand intérêt à en développer la consommation, parce que le vin donne aux populations une vigueur particulière.

Professeur Albert ROBIN,
(Faculté de Médecine de Paris), Membre de l'Académie de Médecine.

L'épreuve du temps est, dit-on, le meilleur critérium de la valeur intrinsèque des choses; le vin l'a subie pendant des siècles sans la moindre défaillance. Il est vraisemblable qu'il conservera son rang comme boisson, tant que ne seront pas modifiées de fond en comble les conditions de la vie humaine. Le vin, notre bon vin de France, restera la boisson par excellence.

Dr CAYLA,
Ancien Chef de Clinique médicale.

La mode anémiante de boire de l'eau passera comme toutes les modes ridicules. Faites une enquête, et vous verrez que les médecins qui conseillent à tout le monde de boire de l'eau, sont pour la plupart des médecins malades.

Dr DELINEAU,
Président de la Société des Médecins praticiens de Paris.

Le vin entretient la chaleur du corps; c'est le meilleur des combustibles de la machine humaine.

Le vin ranime les forces, prévient la fatigue; aussi est-il recherché de tous ceux qui se livrent à de violents travaux.

Le vin excite l'appétit, favorise la digestion et la sécrétion rénale, augmente l'activité cérébrale, régularise le sommeil.

Le vin est sûrement un antiseptique qui détruit nombre de microbes, même parmi les plus dangereux.

Le vin est utile aux affaiblis, aux neurasthéniques, aux vieillards, aux convalescents, aux malades.

Aucune boisson, on peut l'affirmer, ne possède une action plus favorable au maintien et au retour de la santé.

Seule la mode, dont la puissance énorme est heureusement éphémère, a créé un snobisme qui consiste à s'abstenir de cette boisson hygiénique, salutaire à tous.

Quoi qu'on fasse, le vin est et restera le plus actif des réparateurs des forces humaines, le plus sûr conservateur de la santé.

Dr G. MARTIN.

En favorisant la consommation du vin, nous paraissons favoriser l'intempérance et même l'alcoolisme, c'est-à-dire aller juste à l'encontre du but que nous poursuivons.

Eh bien! je n'hésite pas à dire, après bien d'autres, que la proscription du vin qui, dans les circonstances actuelles, est presque un crime de lèse-nation au point de vue économique, est, au point de vue de l'hygiène, une hérésie.

Professeur RÉGIS.

L'expérience séculaire portant sur des peuples entiers montre que le vin n'a pas d'inconvénients si l'on en boit modérément.

Dr ROUX,
Directeur de l'Institut Pasteur, Membre de l'Académie de Médecine.

Dans le monde, beaucoup de gens bien élevés, un peu par crainte, un peu par snobisme, ne boivent que de l'eau, volontairement réfractaires au vin généreux de France.

Cet ostracisme n'est pas justifié. Faut-il interdire le vin, parce que, à trop forte dose, il est toxique? Autant proscrire la viande parce qu'elle contient de la ptomaïne, les œufs parce qu'ils contiennent du phosphore, la pomme de terre parce qu'elle contient de la solanine, le vinaigre parce qu'il contient de l'acide acétique, et les eaux minérales dont on se gorge, en dépit du soufre et de l'arsenic qu'elles recèlent.

Professeur BERNHEIM,
(Faculté de Médecine de Nancy.)

Le vin n'est dangereux que s'il est pris en trop grande quantité, par exemple à raison de trois litres par jour, ce qui est, à la vérité, la proportion bue quotidiennement par un grand nombre d'ouvriers parisiens.

Dr LANCEREAUX,
Professeur-agrégé, membre de l'Académie de Médecine.

Le vin naturel pris sagement, avec les variantes que comportent les âges, les constitutions, les tempéraments, le genre de vie, les professions, etc., le vin naturel, pris comme boisson de table, à dose alimentaire, ne saurait mériter ni les suspicions, ni les accusations que maints anti-alcooliques intransigeants devraient réserver exclusivement à l'usage de certaines eaux-de-vie,

de certains apéritifs et liqueurs particulièrement perni-
cieux, puisque, aux inconvénients de l'alcool, s'ajoutent
les dangers des essences.

Professeur LANDOUZY.

(Faculté de Médecine de Paris.)

Il est fâcheux que l'ardeur de la lutte contre l'alcoolisme porte beaucoup de ceux qui l'entreprennent à condam-
ner le vin d'une façon absolue. Il y a, de leur part, une
exagération qui nuit à leur cause.

On ne doit pas proscrire le bon vin à une dose
raisonnable. L'alcoolisme par le vin est d'ailleurs très rare.

Dr FAISANS,

Médecin de l'Hôtel-Dieu de Paris.

J'ai toujours été d'avis que l'homme pouvait boire
impunément une certaine dose d'alcool, et je puis dire
que c'est avec plaisir que j'ai vu M. Duclaux, avec sa
grande autorité, s'élever contre le principe de l'abstinence
complète.

On peut évaluer approximativement à un centimètre
cube par kilogramme la quantité d'alcool pur qu'un
organisme, ayant une activité nutritive normale, peut
brûler en 24 heures : soit, pour un homme bien
portant, pesant 75 kilos, 750 centimètres cubes (c'est-à-
dire une bouteille environ) d'un vin renfermant 10 %
d'alcool pur.

Professeur JOFFROY.

(Faculté de Médecine de Paris.)

Je ne suis pas hostile au vin. Je partage l'opinion de
M. Duclaux, qui a voulu réagir contre la condamnation
injuste dont les Sociétés de tempérance ont frappé cette
boisson.

Je pense qu'il y a un intérêt hygiénique aussi bien
qu'économique à le réhabiliter : c'est l'abus et non l'usage
qu'il faut combattre.

Dr BOURNEVILLE,

Médecin de l'hospice de Bicêtre.

L'hygiène n'a pas à s'alarmer de voir le vin naturel
reprendre la place usurpée par une série de liqueurs,
dont les influences nuisibles ne sauraient être mises en
doute. L'hygiène n'a rien à perdre à cette extension de

la consommation modérée du vin naturel. A mesure que l'ouvrier lui demande l'excitant dont il croit avoir besoin, il cesse de consommer ces mauvaises liqueurs. Or, un examen impartial des faits prouve qu'on doit attribuer à ces liqueurs et non au vin la plus grosse, si ce n'est l'unique part des méfaits de l'alcoolisme. Aussi, loin de favoriser les hideux progrès de cet alcoolisme, on leur barre dans quelque mesure la route en recommandant l'usage modéré du vin naturel.

Dr CHARRIN,
Professeur agrégé, médecin des Hôpitaux de Paris.

La diminution progressive, l'abandon relatif de la consommation du vin, constituent un important facteur de causalité dans la genèse et les progrès de l'alcoolisme actuel.

Il y aurait un incontestable avantage à rétablir, autant que possible, la consommation du vin, au lieu et place de celle des horribles boissons spiritueuses de toutes sortes qui le remplacent. Il s'agit surtout pour cela de ramener dans les esprits cette confiance qui s'est perdue, non sans raison justificative, et de leur restituer la conviction que l'on peut encore trouver aujourd'hui du vin authentique et en nature.

Dr LABORDE,
Membre de l'Académie de Médecine.

❧

Nous pourrions allonger encore cette rapide revue de l'opinion médicale française sur le vin; mais nous estimons que les citations qu'on vient de lire suffisent pour entraîner une conviction.

Pour tout esprit impartial et non prévenu, *la cause est entendue.*

Vive le bon vin, d'une manière générale, comme étant la meilleure des boissons hygiéniques et alimentaires, pour les gens bien portants, et vive le vieux vin de Bordeaux, pour les gourmets, pour les malades et pour les convalescents !

Bordeaux. — Imp. F. Pech et Cie, rue de la Merci.

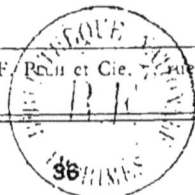

PUBLICATIONS DU MÊME AUTEUR

**La Défense du Vin et la Lutte contre l'al-
coolisme,** par le docteur E. MAURIAC, brochure in-12,
troisième édition, revue et corrigée. Paris, 1901.
Octave Doin, éditeur, 8, place de l'Odéon; Bordeaux,
Feret et fils, 15, cours de l'Intendance. Prix : 2 francs.

Ce travail, dont le succès a nécessité le tirage de plusieurs
éditions successives, a été très favorablement apprécié par la
grande presse et les écrivains médicaux. Il a valu à son auteur
un Grand Diplôme d'honneur de la Société des Viticulteurs de
France, de la Société des Agriculteurs de France et de la
Société d'Agriculture de la Gironde.

La troisième édition est épuisée en librairie. On peut encore
s'en procurer quelques exemplaires en s'adressant directement
à l'auteur, 115, rue de la Trésorerie, à Bordeaux.

Un résumé de ce travail a été présenté au Congrès de
l'Association française pour l'avancement des sciences tenu à
Montauban, en août 1902.

L'auteur a fait voter par la section d'Hygiène dudit
Congrès les propositions suivantes :

1° La propagation de l'usage régulier du bon vin naturel
est le meilleur remède à opposer à l'alcoolisme.

2° Il y a lieu de vulgariser par tous les moyens possibles
(articles de journaux, brochures, conférences, tableaux, affiches,
cartes postales, etc.), les effets bienfaisants de nos bons vins
naturels de France.

3° Les vins naturels, pris à dose modérée, ne sont pour rien
dans le développement de l'alcoolisme.

D'une manière générale, ils sont, au contraire, favorables à
la santé et donnent aux populations qui en usent habituellement une vigueur particulière.

Le Vin au point de vue médical. Brochure in-12,
troisième édition. Paris-Bordeaux, 1904.

EN PRÉPARATION

**Les Apéritifs et les Liqueurs à essences, au
point de vue hygiénique et médical.**

**Les Eaux-de-vie de vin et les Alcools d'indus-
trie.** Urgente nécessité de proscrire l'usage de ces
derniers dans la consommation de bouche.

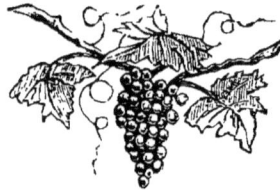